LES RÉSULTATS IMMÉDIATS

ET ÉLOIGNÉS

DE LA SAPHÉNECTOMIE TOTALE

POUR

VARICES ET ULCÈRES VARIQUEUX

PAR

Gaston GUIBERT

DOCTEUR EN MÉDECINE

MONTPELLIER
IMPRIMERIE FIRMIN, MONTANE ET SICARDI
Rue Ferdinand-Fabre et Quai du Verdanson

1911

LES RÉSULTATS IMMÉDIATS

ET ÉLOIGNÉS

DE LA SAPHÉNECTOMIE TOTALE

POUR

VARICES ET ULCÈRES VARIQUEUX

LES RÉSULTATS IMMÉDIATS

ET ÉLOIGNÉS

DE LA SAPHÉNECTOMIE TOTALE

POUR

VARICES ET ULCÈRES VARIQUEUX

PAR

Gaston GUIBERT

DOCTEUR EN MÉDECINE

MONTPELLIER

IMPRIMERIE FIRMIN, MONTANE ET SICARDI

Rue Ferdinand-Fabre et Quai du Verdanson

1911

A MA GRAND'MÈRE

Son petit-fils reconnaissant.

A MON PÈRE

A MA MÈRE

A TOUS MES PARENTS ET AMIS

G. GUIBERT.

LES RÉSULTATS IMMÉDIATS

ET ÉLOIGNÉS

DE LA SAPHÉNECTOMIE TOTALE

POUR

VARICES ET ULCÈRES VARIQUEUX

INTRODUCTION

De tous les procédés que l'on a utilisés pour le traitement chirurgical des varices et des ulcères variqueux des membres inférieurs, la saphénectomie totale, ou résection de la veine saphène en son entier, est assurément le plus audacieux et le dernier en date.

C'est qu'en effet, les varices, avec la multiplicité de leurs symptômes et le nombreux cortège de leurs complications, constituent un véritable état diathésique, et font du sujet qui en est porteur un impotent et un infirme. Aussi, pour atténuer cette diminution de la capacité professionnelle occasionnée par cette tare, les chirurgiens se sont-ils préoccupés de trouver un traitement efficace.

Les modes d'intervention sont nombreux en effet,

mais ici, comme dans beaucoup d'autres cas, on peut, sans craindre d'être pessimiste, accuser cette fausse abondance de cacher une réelle pénurie.

D'ailleurs, il serait illogique de vouloir s'en tenir, en l'espèce, à un seul mode d'intervention, car la diathèse variqueuse présente un tel polymorphisme et une telle diversité de complications qu'il faut se préoccuper, dans chaque cas particulier, du sens dans lequel le médecin doit aiguiller la recherche des indications essentielles et la technique du traitement.

C'est dans cet état d'esprit que nous avons entrepris notre modeste travail, et que, pour bien délimiter notre tâche, nous avons essayé de mettre en vedette une intervention spéciale, que des chirurgiens ont essayé avec succès dans des cas bien systématisés, et qui tend à devenir l'opération de choix dans les cliniques.

C'est qu'en effet, la saphénectomie totale donne des résultats immédiats et éloignés très satisfaisants dans des cas rebelles, dont nous préciserons plus tard l'aspect clinique, et surtout permet d'améliorer d'une façon très durable la capacité fonctionnelle de l'ouvrier et de l'artisan.

Cette tâche nous a été facilitée par les soins du professeur Soubeyran, qui nous a fourni l'occasion de voir deux de ses malades, opérés par lui de saphénectomie totale, et considérablement améliorés depuis l'intervention.

Nous avons pu, grâce à l'obligeance de ce maître, et aussi à l'amabilité de notre ami, M. Léon Lavie, interne à la Clinique mutualiste de Montpellier, revoir ces malades à maintes reprises, suivre pas à pas les progrès de leur guérison, et préciser ainsi, par des observations détaillées, les résultats complets de ce mode d'intervention.

Notre travail comportera cinq parties principales :

1° Un historique succinct des diverses tentatives de traitement chirurgical des varices.

2° L'exposé des observations inédites des malades que nous avons pu suivre, et la statistique des observations qui ont paru jusqu'à nos jours.

3° L'étude des indications et des contre-indications de la saphénectomie totale.

4° La technique actuelle de cette intervention.

5° Les résultats immédiats et éloignés que l'on doit en attendre.

CHAPITRE PREMIER

HISTORIQUE

Encore que, pour le sujet qui nous occupe, un historique détaillé soit chose assez oiseuse, il nous a paru bon de passer rapidement en revue la série des interventions sanglantes que nos devanciers ont tentées.

Sans doute, étaient-ils loin de connaître les lésions histologiques qui, touchant les tuniques veineuses et intéressant les *vasa nervorum*, déterminent ces troubles, parfois graves, de la trophicité des tissus.

Sans doute, ne soupçonnaient-ils pas ces lois de l'hydraulique circulatoire, qui jettent un jour tout nouveau sur la physio-pathologie de la phlébectasie.

Néanmoins, il y eut de tout temps des précurseurs, et nous voyons déjà dans Plutarque (Vie de Marius, traduction Amyot), la relation de l'opération pratiquée sur Marius, en vue de le délivrer des énormes varices dont ses deux membres inférieurs étaient atteints. Le récit nous expose tout au long que le chirurgien eut recours à une intervention sanglante avec extirpation partielle des saphènes.

Celse, à son tour, ne dédaigna pas ce genre d'intervention. Ambroise Paré, au XVI° siècle, rénova la chirurgie et donna des varices une explication physiopathologi-
que assez originale. Il pensait que la phlébectasie était
due à un afflux de sang trop considérable dans les veines, et que l'indication opératoire était d'interrompre par
de multiples ligatures ce malencontreux courant.

Dionis (Cours d'opération de chirurgie démontrée au
Jardin Royal, Paris, 1714, 2° édition, page 638) nous
donne avec beaucoup de détails la description d'un ma-
nuel opératoire fort précis.

Il fait pincer la peau sus-jacente à la veine variqueuse,
puis l'incise suivant une ligne marquée à l'encre, et « dé-
chausse » le vaisseau pour pouvoir le lier.

Everard Home, partant du même principe que Paré,
pratiquait la ligature à distance, mais il utilisait cette
technique, que nous retrouvons dans le traitement des
anévrysmes (Anel, Hunter, Brasdor, Wardropp), dans le
but de coaguler le sang dans l'intérieur des vaisseaux
ectasiés. Il comptait par ce mécanisme réfréner le processus d'ulcération, qu'il rencontrait souvent sur les segments de la jambe variqueuse.

Mais nous voyons que jusqu'ici, sauf dans des cas spéciaux, l'ablation de la veine est rarement tentée, et que ces
méthodes palliatives déterminent des accidents, par défaut d'asepsie.

Aussi Everard Home abandonna lui-même son procédé,
après quelques insuccès.

Jean-Louis Petit vint ensuite, qui conseilla dans certains cas l'extirpation de la veine. Il motivait déjà cette
excision par ces paroles : « A l'égard de leur destruc-
tion totale (des varices), je la pratique dans deux cas :
lorsqu'il y a un gros paquet variqueux enflammé et dou-

loureux, où on fait alors une ligature au-dessus et au-
dessous, et on emporte la tumeur avec une portion de
la peau, ou encore quand la varice se trouve dans un
lieu incommode. »

Boyer, au début du XIXᵉ siècle, se montra très pessimiste à l'endroit des varices ; il les accusait d'être
un « fléau » de l'humanité, et il envisageait les incon-
vénients qu'elles entraînaient pour les personnes de la
classe laborieuse. Aussi le voyons-nous, avec Richerand,
préconiser les procédés sanglants d'ablation plus ou
moins complète.

Mais il est évident que, jusqu'au début du XIXᵉ siècle, les méthodes tentées par ces hardis novateurs ne
jouissaient pas d'une grande vogue, et cela pour plusieurs raisons.

D'une part, en effet, l'anesthésie était inconnue ou dangereuse, et l'on conçoit qu'une résection de la saphène
était singulièrement douloureuse. D'autre part, l'absence
de toute asepsie préopératoire et les défauts de soins consécutifs déterminaient souvent des accidents septiques
avec lymphangites et suppurations de toutes sortes. C'est
ainsi que Lisfranc perdit trois opérés sur cinq, de septico-
pyohémie post-opératoire.

Aussi, les chirurgiens discutent-ils sur l'opportunité
de l'intervention. Dupuytren redoute la phlébite et Vidal
de Cassis n'admet pas que, pour une simple infirmité, on
compromette la vie d'un malade.

D'autres, plus simplistes, pensent que les varices sont
incurables et qu'une intervention, si étendue qu'elle soit,
est absolument illusoire.

Mais, avec les progrès de l'antisepsie et de l'anesthésie générale, les chirurgiens s'enhardissent ; les malades
eux-mêmes se montrent moins réfractaires, et nous voyons

alors dans toutes les parties de l'Europe des novateurs audacieux.

C'est ainsi qu'en Italie, Putti obtint d'excellents résultats par la ligature de la saphène interne. Leiswinck aussi lia la veine à deux endroits différents, pour éviter la production de varices collatérales. Quelques jours après, l'opération fut faite sur le membre opposé. Les suites furent assez bonnes. Il faut citer encore, à l'honneur des Italiens, un cas relaté par Médini. Sur un membre on fit une ligature de la veine au catgut, sur l'autre on en fit seulement l'isolement. La guérison fut plus rapide avec la ligature.

Les Allemands, moins timides, extirpèrent de volumineux paquets variqueux, et assez souvent sur une longue étendue. Il convient de citer parmi ces chirurgiens les noms de Schede, Starke, Riesel (1877). En 1884, Madelung fit une communication intéressante au Congrès des chirurgiens allemands. Il extirpe sur un membre ou sur les deux, à un ou à plusieurs endroits, de grandes étendues de veines. Dans onze cas, les résultats, tant au point de vue opératoire qu'au point de vue thérapeutique, furent assez bons. Langenbeck lui aussi fit souvent la même opération, mais il semble moins enthousiaste. Il parle de récidive, de formation de varices nouvelles au point primitivement occupé par les varices excisées. Il est à croire que les chirurgiens précédents, eux aussi, auraient eu les mêmes déboires après l'extirpation partielle de la saphène interne, s'ils avaient suivi leurs malades pendant longtemps. Ils ne parlent, en effet, dans leurs observations, que de résultats immédiats ou de quelques mois, qui sont toujours relativement satisfaisants. Ceci démontre bien que l'extirpation partielle, préférable à la ligature, n'est pas l'opération de choix. L'extirpation totale donne, semble-t-il, de meilleurs résultats.

Toutefois, avant d'en arriver là, la résection partielle de la saphène interne eut encore de nombreux partisans. A Bruxelles, en 1884, Le Brun et Von Hœker publient des observations favorables.

A Londres, de 1875 à 1880, Steel, Marshall, Davies Colles, Annandale, opèrent de la même façon de nombreux malades. En 1885, Trink, à Londres, et Frank Hendall à Dublin, préconisent la résection et les ligatures multiples.

Telles sont les données récentes à l'étranger sur l'extirpation des varices, que les Allemands ou les Anglais ont pratiqué de la façon suivante : soins antiseptiques pré-opératoires, dénudation de la varice, dissection soignée de cette dernière, deux ligatures au-dessus et au-dessous du paquet variqueux, enfin son excision.

Pendant ce temps, l'école chirurgicale française présenta de nombreux partisans de la résection partielle de la saphène interne ou de sa ligature. En 1875, Lucas-Championnière fut le premier à lier la saphène interne, Rigaud le suivit dans cette voie.

En 1885, Schwartz proclame hautement l'efficacité de l'extirpation et de la résection des veines variqueuses. « Il est certain, dit-il, que l'extirpation des paquets variqueux, la résection d'une certaine longueur des troncs variqueux, répétée plusieurs fois, à différentes hauteurs, avec toutes les précautions de la méthode antiseptique, offrent autant de garanties, sont plus rapides comme exécution, et moins douloureuses pour l'opéré, que la plupart des autres méthodes, dites curatives. La douleur, l'hémorragie, qui étaient deux des principaux facteurs qui militaient contre l'opération, sont, pour ainsi dire, supprimées ; il en est de même des accidents inflammatoires

et de la phlébite, qui avaient fait perdre à Rima deux
opérés, à Lisfranc trois sur cinq. Aussi Follin dit-il encore, dans son traité, que ces procédés sont de ceux qui
présentent le plus de dangers. Nous pourrions retour-
ner la phrase aujourd'hui, d'après tous les faits que nous
connaissons, et qui ont été traités antiseptiquement, et
dire : l'extirpation et la résection des veines variqueuses sont un des procédés. les moins périlleux, et si son
efficacité était réelle, ce serait presque le procédé de
choix. »

Peu de temps après (1887), le même chirurgien expose
à la Société de chirurgie ses succès dans trois cas avec
cicatrisation d'un ulcère et affaissement des veines dilatées. Les résultats en étaient très satisfaisants et duraient
depuis six mois. D'ailleurs, il en a rapporté depuis une
série d'autres encore plus probants.

Quénu, dans l'article de son Traité de Chirurgie re-
latif aux varices, spécifie les indications de la résection.

Pour cet auteur, l'intervention n'est de mise que dans
les cas où il existerait des douleurs tenaces, accompa-
gnées d'hémorragies consécutives à des ruptures.

Montaz, en 1890, rapporte un cas de réparation rapide
d'ulcère après une intervention partielle sur la saphène
interne. Il dit que sa méthode est une méthode de choix
dans les douleurs vives et continues, produites soit par
l'œdème ou la névrite, et qu'elle est absolument indiquée
dans le cas où la friabilité des tuniques veineuses déter-
mine des ruptures réitérées.

En même temps, Cerné, de Rouen, fait à la Société de
Chirurgie une communication intéressante sur « La Cure
radicale des varices contre les ulcères des jambes ».

Chez sa malade, il associe deux interventions distinctes. Il extirpe la veine après l'avoir liée à deux endroits très distants l'un de l'autre.

L'opération fut couronnée de succès, puisque la malade sortait guérie après trois semaines. La jambe variqueuse avait changé complètement d'aspect, la peau, dure et tendue auparavant, était devenue souple et élastique, le lacis veineux avait considérablement diminué d'épaisseur, et l'ulcère avait rétrocédé complètement, laissant à la place une cicatrice indolente et bien constituée.

La marche, chose très importante à noter, était devenue très supportable. Trois mois plus tard, la guérison s'était maintenue et la malade, très soulagée, vaquait à des occupations pénibles, nécessitant la station debout pendant une bonne partie de la journée.

Cette communication, très suggestive, fut vivement discutée à la Société de Chirurgie ; elle intéressa les membres présents, et Quénu, rapporteur à ce moment-là, formula les indications de l'intervention sanglante. Pour lui, ce procédé est de mise dans le cas d'ulcère chronique rebelle, s'accompagnant d'une dilatation variqueuse marquée des veines saphènes et de leurs anastomoses.

A la même époque, paraît le travail de Trendelenburg sur les varices, dans le « Beitrage fur klinische Chirurgie Tubingen » (1890, tome VII, page 195). Ce travail a pour titre « De la ligature de la grande veine saphène dans le traitement des varices de la jambe ».

A ce sujet, le professeur de Bonn distingue deux traitements : la section de la veine entre deux ligatures, et la résection des varices et des paquets variqueux. C'est à lui que nous devons des détails très judicieux sur la physiopathologie des varices. Il insiste, en effet, sur le rôle que jouent dans la production des varices et de leurs accidents l'insuffisance valvulaire et le reflux du sang dans

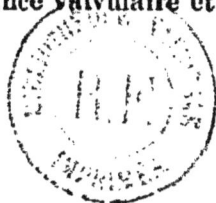

2

la saphène. D'où il conclut que, pour assurer un fonctionnement moins défectueux de la circulation de retour du membre inférieur, il faut, de toute nécessité, empêcher ce reflux en fermant la veine d'une façon durable et modifier par là l'hydraulique circulatoire.

La circulation, ajoute ce savant professeur, ne sera pas pour cela interrompue, car il ne s'agit pas de ligaturer la veine fémorale ou l'iliaque, mais simplement la saphène interne, qui n'est pas, heureusement, le seul canal efférent en avant du territoire de la saphène et de ses branches, puisqu'il existe des communications, d'une part avec les veines profondes, et d'autre part, avec la saphène externe, par l'arc dorsal du pied et par des anastomoses directes.

Cette méthode a donné à son promoteur de beaux succès, et les chirurgiens de notre époque y ont souvent recours. La même année, en Italie, Angelo Marmotti, dans un article paru en mars 1890 dans la *Riforma medica*, article traitant surtout des lésions osseuses consécutives aux varices de la jambe, préconise l'extirpation par le procédé de Schede, ou les injections intra-veineuses d'hydrate de chloral.

En 1891, Cerné envoie une observation à la Société de Chirurgie, dans laquelle il s'agissait de varices généralisées compliquées d'ulcère rebelle. L'auteur avait enlevé un paquet de veines dilatées derrière le condyle interne et une grosse veine flexueuse, située en arrière de la plaque ulcérée. La malade se levait trois semaines après l'intervention et était revue trois mois après, dans un état très satisfaisant. Encouragé par ces résultats opératoires, l'auteur propose d'opérer plus souvent qu'on ne l'a fait jusqu'alors.

Reynier et Ricard apportent à leur tour des faits nouveaux. Leurs résultats sont parfois contradictoires, ainsi qu'Archambeaud en rapporte quelques exemples dans la thèse qu'il a soutenue en 1891 devant la Faculté de médecine de Paris. Dans cette thèse, l'auteur, après avoir passé en revue toutes les méthodes employées alors pour obtenir une cure radicale, ne considère comme indiquée que la ligature, et, dans quelques cas spéciaux, l'incision sur un trajet plus ou moins long.

Tillaux, dans son Traité de Chirurgie clinique, sans être partisan convaincu de l'intervention, ne l'exclut pas entièrement et reconnaît qu'elle peut, dans certains cas, rendre de signalés services.

Quénu, à son tour, peu partisan de l'excision, n'hésite pas cependant à intervenir dans les névrites variqueuses du nerf sciatique, en réséquant les veinules.

En 1892, Schwartz publie dans la thèse de Charrade (Paris, 1892), des cas nombreux où il a utilisé soit la ligature, soit l'excision, avec de bons résultats immédiats et éloignés.

A la même date, Rémy fait à la Société Française de Chirurgie (session du 18 au 23 avril 1892) un rapport très documenté sur « Le Traitement des varices et des ulcères variqueux ». Il expose 44 interventions sanglantes et relate 13 cas heureux, qu'il a pu suivre pendant longtemps et revoir au bout de plusieurs années, avec des résultats satisfaisants.

En 1893, paraît une nouvelle communication de Reynier.

En 1894, le professeur Tillaux, dans une clinique publiée par Thierry, son chef de clinique, dans la *Tribune Médicale* du 15 février 1894, se déclare partisan de la résection et discute les lois de Verneuil.

En 1895, Beurnier, dans son excellent petit livre « Les

Varices », consacre un bon chapitre au procédé de l'extirpation.

En 1897, Rémy, dans un article paru dans le *Bulletin Général de Thérapeutique* du 30 mars 1897, apporte le résultat de ses opérations.

En 1898, Schwartz se montre partisan de la saphénectomie, au Congrès français de chirurgie.

En 1901, Rémy fait un excellent livre sur les « Varices du membre inférieur et leur traitement chirurgical » (Vigot frères, éditeurs, Paris).

Dans ces dernières années (1906-1910), des chirurgiens autorisés, parmi lesquels nous pouvons citer MM. Terrier et Alglave, M. Patel, M. Viannay et M. Jeannel et bien d'autres, ont systématiquement tenté cette intervention et, comme nous le préciserons plus tard, en ont obtenu de très bons résultats.

Depuis lors, tous les auteurs se sont occupés de la question, et s'ils ne l'ont pas résolue définitivement, on voit du moins qu'ils ont eu le mérite d'aborder le problème et de chercher à le résoudre, pour le plus grand bien de leurs malades.

D'ailleurs, à l'étranger, cette question a été aussi à l'ordre du jour, et nous voyons, après les Italiens, des Allemands, comme Landerer, Madelung, Tcharnowski et Braun, des Anglais et des Américains, comme Taylor, Hamilton, Phelps, Matlakouski, pratiquer des résections multiples et rapporter des observations nombreuses et suggestives.

CHAPITRE II

OBSERVATIONS

Observation inédite due à l'obligeance de M. le Professeur Soubeyran.

C. S..., de Poussan, âgé de 37 ans, épicier, entre le 15 mai 1911 à la Clinique chirurgicale mutualiste de Montpellier, pour des varices dont il souffre beaucoup depuis quelques mois.

Antécédents héréditaires. — Le père et la mère sont mort âgés (70 ans) ; le père était diabétique ; il est mort probablement d'une gangrène de la jambe (!).

Antécédents personnels. — Bonne santé habituelle ; pas de maladies graves antérieures ; il pèse 106 kilogrammes ; tempérament sanguin ; gros arthritique.

Histoire de la maladie. — A l'âge de 20 ans, le malade a remarqué une petite tumeur molle, du volume d'une noisette environ, siégeant au tiers inférieur de la face interne de la cuisse, sur le trajet de la saphène interne.

Cette tumeur était indolore et ne lui occasionnait aucune gêne.

Trois à quatre ans après avoir accompli son service militaire, le malade s'aperçoit un jour qu'il a des varices à la jambe droite. D'autre part, la tumeur était devenue assez volumineuse, sans attirer son attention. Alors aucun symptôme fonctionnel.

Sa profession de limonadier l'obligeant à se tenir debout presque toute la journée, lui occasionnait de très grosses fatigues.

Les varices, d'abord peu accentuées, grossirent insensiblement.

Il y a deux ans, le malade ressentait, quand il marchait, et même quelquefois quand il restait étendu, des douleurs lancinantes dans les jambes, qui s'enflaient, le soir, après les fatigues de la journée.

Le malade commence également à avoir des varices à la jambe gauche ; elles ont débuté longtemps après celles de la jambe droite ; elles ont peu grossi depuis le début et n'ont jamais causé de douleurs ou de gêne.

Il y a six mois, à la suite de nouvelles grosses fatigues, le malade constate une aggravation dans son état.

La station debout devient douloureuse ; les varices et le paquet variqueux le plus saillant deviennent de plus en plus volumineux. D'autres nodules se forment, plus petits. La peau du tiers inférieur de la jambe et du cou-de-pied devient rouge, granuleuse, se parchemine. En même temps, apparaissent des troubles trophiques qui s'étendent assez vite de proche en proche.

De jour en jour, le malade se trouve plus fatigué ; il marche aujourd'hui très difficilement, souffrant beaucoup au moindre mouvement. Tout travail lui est impossible. Son médecin lui conseille une opération, et il vient à la

Clinique mutualiste pour y être opéré par M. Soubeyran.

ÉTAT ACTUEL. — La saphène interne est variqueuse dans
son trajet le long de la cuisse ; elle décrit de nombreuses flexuosités ; elle est volumineuse, quoique peu saillante sous la peau. Son calibre n'est pas régulier. Sur son
trajet, on trouve plusieurs dilatations variqueuses de
grosseur différente.

L'une d'elles, située au tiers inférieur de la face interne de la cuisse, est particulièrement saillante. Après
quelques instants de station debout, et lorsqu'elle est dis-
tendue par le sang, elle forme une tumeur bilobée, de la
grosseur d'un œuf de poule.

Un peu plus haut, se différencie nettement une autre dilatation ampullaire, moins volumineuse.

La région inférieure de la jambe et la région sus-mal-
léolaire sont occupées par une large plaque circulaire où
la peau est rugueuse, épaissie, très dure, d'aspect lardacé,
violacée, avec quelques parties plus sombres, et présentant des troubles trophiques et vaso-moteurs, de l'eczéma
et un ulcère en formation. Cette plaque a débuté, il y a
quatre mois et demi, par une tache de surface minime, de
couleur rouge foncé au début, devenue ensuite brun obscur
et violacée. Les bords de la plaque sont légèrement sail-
lants et surplombent les régions qui l'entourent.

La peau des régions avoisinantes (région antérieure,
extéro-inférieure de la jambe et du pied, et dorsale du
pied) est parsemée de petites pigmentations ocre rouge,
plus ou moins concentrées sur un fond plus obscur. On
peut y voir des éléments éruptifs isolés, à sommet légèrement croutelleux.

La cuisse est le siège d'une rougeur cutanée qui rappelle

une traînée de lymphangite, l'intensité de la coloration rougeâtre diminuant depuis la plaque de sphacèle jusqu'à la périphérie.

Les veinules sont saillantes, en cordons bleuâtres.

Enfin, la jambe gauche est le siège aussi de varices, mais insignifiantes en comparaison de celles de la jambe droite.

Le malade éprouve des troubles fonctionnels assez graves. D'autre part, le volume de ses veines fait craindre une complication.

On lui propose une intervention, qu'il accepte avec empressement.

Opération le 17 mai 1911. — M. Soubeyran pratique une incision sur le trajet de la saphène interne, partant du milieu de l'arcade crurale et aboutissant sur le côté interne du condyle interne.

Section et ligature de la veine au niveau de sa crosse. Dissection du tronc veineux dans toute sa longueur en liant au fur et à mesure les collatérales, d'ailleurs fort peu importantes et fort peu nombreuses ; dissection pénible à cause de la présence d'une gaine adhérente à la veine.

On suture ensuite cette plaie au crin de Florence. Après avoir recouvert la plaie de compresses aseptiques, M. Soubeyran prolonge la première incision le long de la face interne de la jambe, jusqu'à deux centimètres au-dessus de la malléole interne. Puis il continue l'extirpation de la saphène interne au niveau de l'ulcère. La dissection devient très difficile ; le tissu cellulaire lâche qui entoure la veine s'épaissit ; il faut sculpter la veine dans une véritable gangue fibreuse pour l'extirper. A la malléole, on sectionne la veine. Sutures et pansements aseptiques, sans drainage.

Suites immédiates. — 23 mai, premier pansement ; pas de pus. L'eczéma variqueux est déjà manifestement en voie sensible d'amélioration.

29 mai. — Ablation des crins.

État du malade le 6 juillet 1911. — M. C. S... n'a pas à cette date encore quitté la Clinique mutualiste, et M. le professeur Soubeyran l'examine devant nous.

Il constate que la ligne d'incision présente une cicatrice blanc rosée, souple et régulière, qui part de l'arcade crurale jusqu'en arrière de la malléole interne.

Trois points de suture ne sont pas encore complètement cicatrisés, mais présentent une surface granuleuse, bien avivée, de faible étendue, qu'il faut toucher de temps à autre au crayon de nitrate.

La cuisse est en parfait état ; seul, un petit nodule induré, indolore et roulant sous le doigt, est perçu à la partie inférieure de la cuisse, en arrière de la ligne d'incision.

Ce n'est pas une dilatation ampullaire de collatérales.

Le genou n'est pas globuleux ; son articulation est intacte.

A la jambe, la peau est lisse, souple, élastique, pigmentée seulement à la partie interne de son tiers inférieur et présentant à ce niveau un eczéma nummulaire sec, peu accentué, avec quelques squames furfuracés.

L'ulcère du début a rétrocédé et les troubles trophiques ont singulièrement diminué d'étendue et de profondeur.

Un léger œdème persiste encore, surtout à la suite de la station debout prolongée.

Les troubles fonctionnels sont minimes. Malgré son poids considérable, le malade mobilise très bien l'articu-

lation du cou-de-pied et du genou. Il appuie parfaitement
la jambe sur le sol, sans ressentir aucune gêne.

Observation inédite due à l'obligeance de M. le Professeur Soubeyran.

Enorme dilatation de la saphène interne. Poussée de phlébite. Ablation totale.
Guérison. Résultat éloigné satisfaisant.

Antoine X..., 69 ans, entre dans le service de M. le professeur Tédenat, suppléé par M. Soubeyarn, en août 1909,
pour des varices douloureuses du membre inférieur gauche. Ces varices existent depuis très longtemps, au moins
depuis quarante ans, mais elles n'ont jamais attiré l'attention du malade ; il n'y avait ni douleurs, ni gêne fonctionnelle.

En juin 1909, le malade est atteint de phlébite subaiguë
avec phénomènes surtout accentués à la racine de la cuisse. Le cordon variqueux est devenu gros et sensible. Après
quelques jours, le malade peut reprendre son métier, assez pénible, mais il boîte fortement, traîne la jambe, et
celle-ci est le siège d'un œdème considérable. Il se décide
alors à entrer dans un service de chirurgie.

A l'examen direct, on constate un œdème très dur
de tout le membre inférieur ; malgré cet œdème, on voit
et on suit la veine saphène interne, qui est énorme, bosse-
lée et contournée sur elle-même. La portion terminale dans
le triangle de Scarpa est spécialement volumineuse. On
la sent dure, bourrée de caillots.

Les principales branches de la saphène interne présentent les mêmes lésions. La saphène externe, au contraire, paraît intacte.

Le 28 août 1909, on pratique, sous anesthésie générale, la résection totale de la saphène interne. On commence par la dénuder dans le triangle de Scarpa, au niveau de son embouchure dans la fémorale ; elle est liée le plus haut possible. L'incision est ensuite prolongée (en plusieurs temps) jusqu'à la malléole interne, en suivant le trajet de la veine, ce qui conduit très loin en arrière du condyle interne du fémur. Au niveau du mollet, et sur la face antéro-interne de la jambe, quelques collatérales sont réséquées, assez loin, par une incision branchée sur la première et dirigée obliquement.

La suture cutanée est faite aux crins de Florence.

Guérison sans incidents ; réunion par première intention sur toute la longueur de l'incision.

État du malade le 9 juillet 1910. — Le malade est très satisfait de son opération ; il n'a plus éprouvé de douleurs, il ne boîte plus du tout. La jambe est beaucoup moins lourde et elle gagne encore en agilité. Il y a cependant de l'œdème du pied après la station debout prolongée, mais sans gêne fonctionnelle. Un placard d'eczéma variqueux sur la région interne de la jambe. Il y a encore deux paquets variqueux, mais de volume minime, au-devant de la crête tibiale et au-devant du tendon rotulien. La cicatrice d'incision, pigmentée de brun, est très souple.

État du malade le 5 juillet 1911 (observation personnelle). — Le membre inférieur gauche présente une longue cicatrice d'incision, allant du pli de l'aine jusqu'à la malléole interne. Cette ligne est blanchâtre à la cuisse,

pigmentée sur la face interne de la jambe et un peu élar-
gie à ce même niveau.

A la hauteur de l'union du tiers supérieur avec le tiers
moyen, une cicatrice oblique collatérale vient se brancher
sur la ligne principale.

A la cuisse, la peau est lisse, régulière, souple; on n'a-
perçoit ni paquet globuleux, ni varicosités. La couleur est
normale sur toute l'étendue de la racine du membre.

Au niveau du genou, on aperçoit quelques varices
flexueuses, roulant sous le doigt entre la peau et la face
antérieure de la rotule et du tendon rotulien.

La jambe présente à son tiers moyen un paquet de
varicosites flexueuses, s'étendant sur une longueur d'une
dizaine de centimètres au devant de la crête du tibia.

La peau est lisse, luisante au tiers supérieur. Au tiers
moyen, et surtout inférieur (face interne), on voit un eczéma nummulaire sec, qui apparaît sous l'aspect de pla-
cards pigmentés, de coloration brunâtre, un peu cuivrée,
avec une faible induration parcheminée des téguments, des
squames furfuracés à leur surface.

De-ci, de-là, de fines varicosités bleuâtres, quelques-unes
surélevées dessinent sous les téguments une sorte de mar-
brure. Le cou-de-pied, sillonné de varicosités lui aussi, présente un œdème assez marqué, s'étendant jusqu'au tiers
moyen de la jambe.

TROUBLES FONCTIONNELS. — Le malade a 71 ans ; depuis
son opération, il n'a pas cessé de vaquer un seul jour à ses
occupations, assez pénibles d'ailleurs.

La douleur spontanée est nulle sur toute l'étendue du
membre. La marche est facile, la jambe est aussi forte
que la jambe droite, et seul l'œdème persistant, qui s'ag-

grave le soir, la rend plus lourde par moments. Aucune douleur dans les articulations.

Quelquefois, des crampes légères au niveau du cou-de-pied, du mollet et du biceps crural.

L'autre jambe, à peu près normale, ne présente que quelques varices peu flexueuses, au niveau de la crête du tibia (tiers moyen). Le malade est très satisfait de l'intervention et de l'amélioration qui en a été la conséquence.

Loin d'être une heureuse exception, ces résultats opératoires sont la règle.

Nous n'en voudrons pour preuve que la petite statistique qui va suivre, et qui montre bien que la saphénectomie entre de plus en plus dans le domaine de la chirurgie journalière, au grand avantage de beaucoup de malades et d'impotents.

Nous ne relaterons pas les cas isolés que nous avons mentionnés dans la première partie de notre travail, et qui montrent, non pas une tendance, ni une méthode, mais seulement des audaces que le défaut de technique ou d'antisepsie rendait souvent infructueuses. Mais, en revanche, nous voyons dans ces toutes dernières années, des auteurs renommés et des chirurgiens célèbres tenter systématiquement la résection, et l'étude attentive des multiples observations par eux présentées nous montre les avantages considérables de la méthode.

Déjà, en 1891, au Congrès de chirurgie allemand (1er au 4 avril 1891), Madelung, de Bostok, présentait un rapport très intéressant sur « L'extirpation des varices cirsoïdes

du membre inférieur », et énumérait en détail ONZE CAS
très intéressants de guérison.

En 1892, au Congrès français de chirurgie (cession du
18 au 23 avril), Rémy, de Paris, traitant du « Traitement
des varices et ulcères variqueux », présentait 44 observations de malades opérés de saphénectomie. Sur ce nombre,
l'auteur en avait revu treize plusieurs mois et même plusieurs années après, complètement guéris.

L'opération a été appliquée dans trois catégories de
cas :

1° Pour des paquets circonscrits ;
2° Pour des dilatations veineuses généralisées ;
3° Pour des varices avec ulcères.

Dans ce dernier cas, on considérait, à cette époque, l'o-
pération comme dangereuse, sous prétexte que l'ulcère est
un nid à microbes et infecterait à coup sûr la plaie opératoire. M. Rémy a risqué l'opération et a obtenu d'excellents résultats ; il a pu ainsi guérir des ulcères étendus
et rebelles.

La même année, Cerné, de Rouen, rapportait l'observation d'une cuisinière de trente ans guérie en trois semaines d'un ulcère variqueux de la région malléolaire interne.

En 1898, Schwartz, au Congrès de chirurgie, présente
une CENTAINE d'observations de saphénectomie partielle,
avec de très beaux résultats.

En 1906, au Congrès de chirurgie du 1ᵉʳ au 6 octobre
1906, Brodier, de Paris, fait un rapport très intéressant

sur un cas « d'extirpation très étendue des veines saphènes internes pour varices des membres inférieurs ».

Il détaille ainsi son observation :

Large ablation des veines saphènes, faite en avril 1903.
A l'aide de deux incisions parallèles pratiquées sur la face
antéro-interne de la cuisse, on met largement à découvert
les territoires flexueux de la saphène interne.

Une première incision part de l'embouchure de la saphène interne dans la fémorale et aboutit au-dessous de
la partie moyenne de la cuisse. Une deuxième incision est
faite à trois travers de doigt en dedans de la première et
aboutit à la partie moyenne du condyle fémoral interne.

La veine saphène interne est réséquée tout entière.

L'opération est longue à cause de la ligature de nombreux rameaux anastomotiques profonds. Les mêmes incisions sont pratiquées sur les deux cuisses.

L'opération est complétée par la ligature des saphènes externes dans le creux poplité.

Opération bénigne. Disparition des douleurs. Rétablis-
sement fonctionnel des membres inférieurs.

L'état général lui-même est amélioré, non seulement au
point de vue nerveux, mais encore au point de vue du réta-
blissement des conditions normales de l'hydraulique circulatoire.

L'indication de l'intervention n'est pas dans la présence seule des varices, mais dans l'existence de leurs
complications trophiques, fonctionnelles et douloureuses.

A cette date (*Revue de Chirurgie* du 10 janvier 1906),
MM. Terrier et Alglave font une communication intéressante sur « la résection totale des saphènes dans le traitement des varices et de leurs complications ».

Dans cet article, les auteurs rapportent 21 OBSERVATIONS de saphénectomie totale. Ils décrivent dans chacune de leurs observations, que nous ne pouvons reproduire *in extenso*, l'état des membres malades, les troubles trophiques qu'ils présentent et la gêne fonctionnelle qui en résulte.

Ils exposent ensuite des tentatives de résections partielles, presque toujours infructueuses, et enfin l'intervention large, qui donne d'excellents résultats.

Sur ces 21 opérés, la plupart ont guéri complètement ; chez certains, les gros ulcères ont rétrocédé définitivement; chez d'autres, les troubles trophiques se sont atténués, et chez tous la gêne fonctionnelle a disparu au point qu'ils ont pu reprendre leurs occupations, parfois pénibles.

Le 15 décembre 1910, a paru dans *La Loire Médicale*, un travail original du docteur Charles VIANNAY, communiqué au 23ᵉ Congrès français de chirurgie (Paris, octobre 1910).

Ce travail est une statistique de CINQUANTE-HUIT CAS de résection totale des veines saphènes pour varices simples ou compliquées.

L'auteur a eu à déplorer un seul décès par pyohémie. Dans tous les autres cas, les résultats ont été très satisfaisants.

Il a revu, en effet, 40 opérés.

Sur cet ensemble, il a eu quatre échecs complets dans lesquels l'ulcère n'a pas disparu.

Les autres ont parfaitement guéri de leurs varices et des multiples complications dont elles étaient cause, et ont repris leur profession.

Dans la séance du 16 mars 1910, à la Société des Sciences Médicales de Lyon, M. Patel a rapporté l'observation très détaillée d'une femme de 50 ans, opérée depuis trois ans à l'Hôpital de la Croix-Rousse, dans le service de M. Bérard.

Cette malade était porteuse de varices bilatérales énormes, s'étendant dans tout le domaine de la saphène interne, et compliquées d'un gros ulcère siégeant à la face interne de la jambe.

Les varices dataient de 20 ans ; l'ulcère ne guérissait pas depuis trois ans ; d'autre part, la malade, de par sa profession de femme de ménage, ne pouvait rester immobilisée convenablement.

M. Patel l'opère, et, un mois après, l'ulcère était cicatrisé et la malade reprenait sans peine sa pénible profession.

A la date du 16 mars, trois ans après l'intervention, les résultats se maintenaient excellents.

Dans sa thèse inaugurale du 8 mai 1907, Castan mentionne quatre observations empruntées au travail de 1906 de Terrier et Alglave, et y ajoute deux cas de saphénectomie totale, opérés dans le service du docteur Jaboulay, par M. Patel.

Les deux malades, dont l'un était garçon de café, ont été considérablement soulagés et leur guérison s'est maintenue de longs mois après.

Au XXIIIᵉ Congrès de l'Association française de Chirurgie (3-8 octobre 1910), M. Jeannel, de Toulouse, présente 77 observations de saphénectomie totale avec 73 guérisons.

A ce même Congrès, Villar, de Bordeaux, préconise la

saphénectomie étendue et en proclame les bons résultats immédiats et éloignés. M. Bérard, de Lyon, se déclare partisan de l'intervention étendue et rapporte 14 cas, dans lesquels la guérison fut obtenue dans un délai variant de 15 à 35 jours.

Reymond, de Nanterre, présente à son tour 15 observations avec 14 succès.

MM. Sabadini, d'Alger, Lardenois, de Reims, Paul Delbet, de Paris, Viannay, de Saint-Etienne, Rémy, de Paris, Durand, de Lyon, se déclarent, eux aussi, partisans de cette intervention.

CHAPITRE III

INDICATIONS DE LA RÉSECTION TOTALE

En présence de varices nettement développées, un grave problème se pose à l'esprit du chirurgien.

Doit-il intervenir ? et de quelle façon doit-il le faire ? Doit-il temporiser, et jusqu'à quand ?

C'est là une question difficile à résoudre, et dont la solution ne laisse pas que de troubler bon nombre de praticiens. C'est qu'en effet le cas est complexe et nécessite dans bien des circonstances l'étude d'une multitude d'éléments et d'indications parfois contradictoires, qui sont bien de nature à embarrasser celui qui doit endosser la responsabilité d'une décision.

Cependant, nous possédons à notre époque une expérience suffisante des cas cliniques, des données assez précises sur la pathogénie et la physiopathologie de la diathèse variqueuse pour pouvoir dresser dans ses grandes lignes le tableau des indications de la saphénectomie totale.

Ces indications générales découlent d'abord des données physiopathologiques mises en lumière par Trendelenburg, et très bien étudiées depuis par MM. Terrier et Alglave.

D'après ces auteurs, en effet, deux causes, d'ordre mécanique, entraînent le développement et l'extension progressive des varices et déterminent, par ce fait, des lésions secondaires qui tendent à s'accroître et à se compliquer de plus en plus.

Ces deux causes sont : 1° le « reflux superficiel », bien étudié par Trendelenburg en 1890 ; et 2° la poussée sanguine profonde, qui s'opère à la faveur des veines perforantes et communicantes. Contre le reflux superficiel et l'insuffisance valvulaire, on a pratiqué la ligature des troncs saphéniens.

Contre la « poussée profonde », une seule méthode a donné jusqu'ici de bons résultats. C'est l'intervention large, intéressant le tronc saphénien en entier et la résection aussi complète que possible des branches afférentes que l'on poursuivra aussi loin que la dissection le permettra.

Telle est la grande indication théorique.

Cependant, c'est à un point de vue plus clinique que nous devons nous placer et rechercher dans chaque cas spécial les arguments qui pourront nous déterminer à tenter la saphénectomie totale.

Et, à ce sujet, nous pouvons distinguer trois catégories de malades présentant des lésions bien systématisées.

1° Malades ayant des varices non douloureuse et non compliquées.

Nous sommes en présence d'un malade qui ne souffre pas de ses varices, qui n'est incommodé en rien par sa diathèse, qui vaque à ses occupations, mais qui se préoccupe du sort ultérieur qui lui est réservé.

Le problème est ici assez complexe, et avant de prendre une décision ferme, il est indispensable que le chirurgien envisage le degré des lésions, leur tendance plus ou moins rapide à l'accroissement, l'âge du sujet, sa qualité et la profession qu'il exerce.

On peut, mais cela ne nous paraît pas devoir être considéré comme une règle absolue, conseiller la résection totale à une personne jeune, destinée à faire plus tard un travail pénible (armée, administration), et dont les varices montrent une tendance rapide à l'accroissement et à la généralisation.

2° Malades ayant des varices non compliquées mais douloureuses.

Ici se pose la question de l'indication tirée des phénomènes douloureux consécutifs à la phlébectasie.

La douleur, chez les variqueux, est très variable et présente une pathogénie très complexe.

Tantôt sourde, tantôt vive, elle peut être continue ou rémittente. Elle apparaît parfois à la fin de la journée, après la station debout prolongée ou la marche pénible.

D'autres fois, elle peut se montrer au début même du travail. Il y a des variqueux qui éprouvent une sensation de brûlure à la jambe quand les varices font saillie.

D'autres sont sujets à des crampes très pénibles, à des fourmillements et des démangeaisons.

Verneuil a bien étudié ces douleurs succédant aux varices profondes et déterminées par un processus de névrite généralisée ou localisée, de sclérose intra-fasciculaire et péri-fasciculaire des nerfs, et par l'irritation con-

tinue des branches du crural par des dilatations variqueuses disséminées sur leur trajet.

La douleur vive, la gêne fonctionnelle qui oblige le malade à s'arrêter pendant son travail, ou même à l'interrompre entièrement, sont des signes précurseurs de complications très prochaines. C'est une menace d'ulcère à
brève échéance, et de la série des troubles trophiques variés, dont les membres variqueux sont trop souvent le
substratum.

Aussi le médecin doit-il, pour cette seconde catégorie
de malades, conseiller vivement la résection totale en
faisant entrevoir les déplorables conséquences d'une inin-
telligente abstention.

D'autant qu'une intervention précoce, faite avant toute
complication, est beaucoup plus facile, et « de meilleure
qualité » pour employer un terme pittoresque, que l'opération tardive portant sur un membre en état de dénu-
trition et dont la vitalité des tissus est singulièrement
amoindrie.

3° Malades avec varices compliquées

Parmi les sujets porteurs de varices, ceux de cette catégorie sont actuellement les plus nombreux que le chirurgien soit appelé à examiner et à traiter.

Ce n'est, en effet, qu'en désespoir de cause, pour des
douleurs intenses, des ulcères rebelles, des phlébites réci-
divantes ayant résisté à tout traitement, que les malades
se décident à trouver le chirurgien.

Ce sont ces cas complexes qui nous fournissent le plus
grand nombre d'indications pour la résection totale.

C'est d'abord la cyanose variqueuse généralisée dans laquelle la phlébectasie intéresse à des degrés divers les troncs, les grosses veines des membres et aussi les veinules cutanées voisines ; ces dernières dessinant sous le derme des arborisations bleuâtres, nombreuses et serrées, donnant à tout le tégument une coloration caractéristique.

Les lésions dans ce cas ne se bornent pas seulement à une stase de sang veineux sous-dermique, mais le tissu cellulaire s'indure à son tour, devient fibreux et forme sous la peau un manchon induré de vitalité précaire qui crie sous le bistouri et gêne considérablement les débridements opératoires.

C'est, en second lieu, l'ulcère avec toutes ses complications. L'ulcération des téguments est une indication urgente admise par tous, mais qui ne laisse pas d'inspirer quelques hésitations au moment d'intervenir.

L'ulcère est, en effet, un nid de microbes, un foyer d'infection secondaire et en même temps une condition défavorable au travail de cicatrisation d'une plaie opératoire.

Il faut de toute nécessité, dans ce cas, différer l'opération jusqu'à sa fermeture sous des pansements antiseptiques.

Mais s'il est incurable, si malgré tous les soins pré-opératoires, la solution de continuité des tissus ne peut être comblée, il faut opérer malgré sa présence.

Le chirurgien doit avoir soin, alors, de détruire les bourgeons charnus qui recouvrent le fond de la plaie, et de déployer une attention exagérée dans la ligature de tous les vaisseaux veineux susceptibles de propager une infection secondaire.

Il y a cependant des cas où une tentative de ce genre est suivie d'insuccès. C'est quand l'ulcère a fait le tour du segment du membre et que la portion indurée qui le supporte étrangle entièrement la jambe variqueuse.

Il y a même un cas où la résection serait dangereuse ; c'est celui d'un ulcère qui, après une longue suppuration, aurait produit des lésions amyloïdes.

En troisième lieu, une indication importante est tirée des poussées inflammatoires auxquelles un membre variqueux est toujours exposé.

La phlébite d'une veine variqueuse est surtout redoutable par la douleur qu'elle provoque et par le danger des embolies qu'elle peut occasionner.

L'inflammation des veines peut intéresser isolément ou simultanément les branches ou les troncs des saphènes. Elle est surtout à craindre quand elle touche la saphène interne, et il est permis de penser que beaucoup d'accidents pulmonaires ou autres, provoqués par des embolies dont le point de départ reste souvent ignoré, ne reconnaissent pas d'autres causes.

Aussi, en raison de la bénignité actuelle de l'opération, ne doit-on plus hésiter à proposer à tout sujet atteint de phlébite variqueuse, l'ablation totale de ses vaisseaux malades.

Il ne peut en retirer que des avantages, et la résection totale lui permettra d'éviter la récidive d'accidents, dont les opérations incomplètes ou palliatives permettent souvent le retour à plus ou moins brève échéance.

Cette ablation est encore plus indiquée quand la phlébite, au lieu d'être adhésive, présente une tendance à la suppuration.

Il est alors rationnel d'évacuer le pus en formation et,

mieux encore, d'extirper le contenant et le contenu comme
l'avaient déjà tenté Tobin en 1891 et les chirurgiens français Schwartz et Quénu en 1898.

Il ne faut pas oublier que parfois les phlébites étendues
produisent à leur suite des plaques indurées et considérables, qui compromettent la fonction des segments du membre et provoquent des rétractions durables des orteils et
des pieds comme l'a signalé Verneuil dans la *Gazette Médicale* de 1890.

Une quatrième indication a été tirée de la rupture des
veines variqueuses.

Ici les opinions sont partagées. Les uns, et c'est le plus
grand nombre, affirment que l'hémorragie est rarement
inquiétante et qu'elle ne constitue pas une indication absolue à l'opération.

Schwartz (Dictionnaire Jaccoud), de son côté, prétend
que l'hémorragie survenue chez un variqueux peut être
mortelle, et il en existe en effet plusieurs cas récents (en
particulier, un cas typique de Poulallion.)

Cette terminaison fatale est rare, mais elle menace toujours les variqueux.

Rémy, en 1894, a eu l'occasion d'en voir un cas très
intéressant, cité d'ailleurs dans un article du *Bulletin de
Thérapeutique* de 1895.

Le danger n'est donc pas purement illusoire, et il est
rationnel que, dans des cas spéciaux d'hémorragies considérables récidivées et inquiétantes, la saphénectomie totale soit indiquée comme traitement curatif.

Dans ce chapitre des indications, une grave question
se pose. C'est celle des conditions sociales dont on doit
tenir grand compte en l'espèce.

Si l'on a affaire à un malade de la classe riche, on peut, si les indications ne sont pas urgentes, temporiser et espérer beaucoup du traitement médical associé aux préceptes hygiéniques.

Le repos, la chaise longue, des soins de propreté minutieux, le port de bas élastique, voilà autant de moyens qui peuvent donner d'excellents résultats.

Que si, au contraire, on a affaire à un malade de condition modeste, astreint à une profession pénible nécessitant la marche, l'effort, la station debout prolongée, nous ne devons presque rien attendre du traitement médical. Chez cette catégorie de malades, la fatigue, le défaut de propreté, l'usure des bas élastiques auront pour résultat, pour conséquences presque fatales, la phlébite, la douleur, l'ulcère, l'eczéma et les troubles trophiques les plus variés.

Chez ces estropiés, qui sont, selon l'expression de Boyer, la vermine des hôpitaux, un traitement énergique s'impose et d'autant plus impérieux, qu'à l'impotence fonctionnelle s'ajoute souvent une douleur intolérable que le bistouri seul pourra calmer.

LES CONTRE-INDICATIONS. — Il y a des cas où, malgré l'acuité des symptômes et la gravité des lésions, le chirurgien doit s'abstenir.

On doit se soucier de l'état social, de l'âge du sujet, de l'intégrité de tous ses organes.

L'intervention est contre-indiquée chez les malades épuisés, les individus porteurs de tares, les rénaux, les obèses, les cardiopathes et les diabétiques avancés.

On devra rechercher les foyers chroniques de suppuration pouvant déterminer, s'ils durent depuis longtemps, des dégénérescences amyloïdes dans les viscères les plus importants de l'économie.

Les infirmités pourront devenir parfois une contre-indication.

Les prostatiques, les calculeux présentent des phénomènes de rétention post-opératoire.

Les tuberculeux pulmonaires avancés résistent mal à l'intervention, et l'ostéite hypertrophique des membres inférieurs est assez souvent aggravée après une saphénectomie totale.

CHAPITRE IV

TECHNIQUE OPÉRATOIRE DE SAPHENECTOMIE TOTALE

Il convient de distinguer d'abord plusieurs genres d'opérations suivant le type des lésions variqueuses qui font l'objet de l'intervention :

1° Résection totale de la saphène interne ;
2° Résection totale de la saphène externe ;
3° Résection totale des deux troncs saphéniens.

Soins pré-opératoires. — Pour chacune de ces interventions, les préparatifs et les soins à donner aux malades sont identiques.

Le malade sera purgé la veille. Les ulcères, s'il en existe, seront pansés avec des compresses imbibées d'une solution antiseptique. Le membre sera soigneusement rasé, brossé, savonné et badigeonné de teinture d'iode.

Les intruments nécessaires à l'opérateur sont peu nombreux. A la rigueur : un bistouri, une paire de ciseaux droits, une paire de ciseaux courbes, une pince à griffe, une pince à disséquer sans griffes, une sonde cannelée, six pinces à forcipressure, une aiguille de Deschamps ou de Reverdin, et deux écarteurs, peuvent suffire.

On préparera, en outre, des catguts pour lier les deux extrémités de la veine, les collatérales et toutes les artérioles que l'on pourrait sectionner en disséquant la gaine cellulo-graisseuse qui entoure la veine intéressée.

Des crins de Florence serviront à suturer la peau.

L'anesthésie générale est le plus souvent utilisée; nous avons vu néanmoins des chirurgiens opérer avec la cocaïnisation locale et mener à bien leur intervention par ce procédé.

Une condition très importante sur laquelle Terrier et Alglave ont particulièrement insisté dans ces derniers temps, c'est la nécessité d'essayer d'obtenir la cicatrisation des ulcères variqueux et un état très satisfaisant d'asepsie de la zone cutanée avant toute intervention.

§ I. — RÉSECTION TOTALE DE LA SAPHÈNE INTERNE

Elle peut être pratiquée par une ou deux incisions distinctes selon l'importance et la répartition des paquets variqueux.

a) Résection totale par une seule incision

Le membre inférieur est placé dans la demi-flexion de la jambe, sur la cuisse et dans la position de rotation en dehors. Le genou repose sur un coussin.

L'opération est faite en deux temps.

DANS LE PREMIER TEMPS, on incise la peau depuis la crosse de la saphène au pli de l'aine, jusqu'au bord postérieur du condyle interne. Cette incision doit être curviligne et suivre de très près le tronc saphénien s'il est suffisamment saillant.

On découvre ensuite la crosse de la saphène interne, et on lie la veine le plus haut possible au-dessus du point d'abouchement des veines collatérales supérieures.

Pour cette ligature on peut employer du catgut, mais il est préférable d'employer du fil de lin très fin et très résistant. On décolle ensuite les lèvres de la plaie et on découvre de haut en bas le tronc saphénien en entier et ses branches collatérales sur une étendue de quelques centimètres.

Ce décollement doit s'étendre d'autant plus que les collatérales elles-mêmes sont plus variqueuses et plus dilatées.

Dans le plus grand nombre de cas, ce décollement des lèvres de l'incision peut être réduit au minimum.

Mais il faut parfois poursuivre ces collatérales ectasiées sur un trajet assez considérable, et pour cela il est nécessaire de faire une incision secondaire de la peau branchée sur le grand sillon primitif.

On place ensuite une pince à forcipressure un peu au-dessous de la ligature supérieure, et on sectionne la veine entre cette pince et la ligature.

Puis, à l'aide de cette dernière pince, on attire la veine hors de la plaie, de façon à extérioriser les branches afférentes.

Lorsque celles-ci sont saillantes, on les lie à leur tour et on les sépare du tronc si elles sont saines.

Dans le cas contraire, ces collatérales sont réséquées le plus loin possible.

Toutes ces résections terminées, et la saphène complètement dénudée et isolée de la gangue cellulo-graisseuse
qui l'entoure, on rabat le paquet variqueux vers la jambe
et on procède alors à une hémostase attentive de la plaie
cutanée que l'on ferme ensuite par une série de points
au crin de Florence.

On badigeonne à la teinture d'iode les bords suturés et
on recouvre la plaie de compresses aseptiques.

DANS UN DEUXIÈME TEMPS, on trace une nouvelle ligne
d'incision qui part du condyle interne du fémur jusqu'au
devant de la malléole interne.

Comme dans le temps précédent, on incise, on décolle (1)
et on écarte les lèvres de la plaie. Les collatérales variqueuses sont réséquées le plus largement possible.

Puis on enlève le paquet ainsi dénudé, avec le tissu
conjonctivo-graisseux qui l'enveloppe.

Les perforantes jambières, mises en évidence, sont pin-
cées et sectionnées à leur émergence.

On fait ensuite une hémostase soignée de toute la région afin d'éviter les volumineux hématomes qui nuisent

---

(1) Le décollement des lèvres de l'incision, aisé quand les varices
sont de dates récentes, présente de sérieuses difficultés quand elles
sont anciennes.

Il arrive dans ce cas, et nous en avons un exemple dans la
deuxième observation de M. le professeur Soubeyran, que la gangue cellulo-graisseuse qui entoure la veine est indurée, fibreuse,
adhérente, faisant du vaisseau et des tissus voisins un tout homo-
gène qu'il est difficile de cliver.

Parfois même les varices sont fixées à la peau amincie et altérée
à ce niveau. On risque alors de perforer les téguments sus-jacents.
Il faut, dans ces cas difficiles, limiter le décollement à quelques
centimètres et se contenter d'une résection minime des collatérales
ectasiées.

à la soudure de la peau décollée, avec les plans sous-ja-
cents de l'aponévrose jambière.

Les lèvres de l'incision sont ensuite rapprochées, sutu-
rées au crin de Florence.

Le membre tout entier est enveloppé d'un épais pansement ouaté compressif, entourant le membre inférieur depuis le cou-de-pied jusqu'à l'aine, et contournant le bassin
à la façon d'un spica.

b) Résection totale par deux incisions distinctes

Il y a des cas où de gros paquets variqueux siègent sur
le côté postéro-interne de la jambe ou sur la face antéro-
externe.

Ces deux régions sont en effet le point où émergent de
grosses veines perforantes importantes.

Pour atteindre ces paquets variqueux, il est indispensable de faire deux incisions distinctes.

La première consiste à prolonger en bas et en avant
l'incision supérieure effectuée pendant le premier temps
de l'opération précédente, et à couper ainsi par une section diagonale les téguments de la région antéro-externe
de l'extrémité supérieure de la jambe.

La seconde consiste à son tour à prolonger en arrière
et en haut l'incision du deuxième temps de l'opération
précédente, de façon à sectionner en oblique les téguments
de la région postéro-interne du mollet.

On pourra parfois prolonger en bas cette incision jus-
que derrière la malléole interne pour atteindre et réséquer
les veines rétro-malléolaires dont l'ectasie cause parfois
un ulcère rebelle.

Ce procédé de résection par deux incision distinctes ré-

4

pond seulement à un petit nombre de cas, et dans la pratique courante, le précédent est le plus communément employé.

§ II. — Résection totale de la saphène externe

L'incision part un peu au-dessous du milieu du pli poplité, pour aboutir un peu au-dessus de la malléole externe vers le bord postérieur de laquelle on doit la diriger.

On incise, on décolle, on lie les collatérales et le tronc saphénien est énucléé avec le tissu cellulo-graisseux qui l'entoure, par un clivage à coups de compresses, opéré de haut en bas, au contact de l'aponévrose jambière.

§ III. — Résection totale des deux troncs saphéniens

C'est évidemment la réunion des deux interventions précédentes.

On commence par la résection interne, puis le membre étant mis en rotation interne, on procède à la résection externe selon la technique décrite plus haut.

§ IV. — Résection pour ulcères

Nous savons qu'il est préférable de ne tenter la saphénectomie qu'après cicatrisation des ulcères.

Mais il est des cas où ce trouble trophique ne peut

s'améliorer et reste rebelle à la cicatrisation spontanée ou même à l'application des greffes de Tiersch.

On est bien obligé alors de passer outre.

On a recours dans ce cas à la méthode suivante :

Après avoir désinfecté l'ulcère et la peau avoisinante par la teinture d'iode, on pratique la résection des varices dans toute l'étendue où elles sont accessibles, au-dessus, au-dessous et même autour de l'ulcère, tout en respectant ce dernier.

La DURÉE de ces diverses interventions varie entre 45 et 60 minutes pour la résection interne, et de 20 à 30 minutes pour la résection externe.

Après l'intervention, il est indispensable de laisser le membre au repos et de le placer en position légèrement déclive, le talon soutenu par un coussin.

Au douzième jour, on enlève les crins. Cette ablation peut se faire en une ou deux séances, le dixième et le quatorzième jour.

Le vingt-cinquième ou le trentième jour, le malade commence à se lever et à marcher.

A ce moment-là, l'électrisation, le massage, la balnéation chaude, la mécanothérapie exercent la plus heureuse influence sur la musculature du membre, la souplesse des articles et sur l'état des téguments.

CHAPITRE V

LES RÉSULTATS OPÉRATOIRES

Que doit-on conclure au point de vue des suites opératoires de ces nombreuses observations présentées dans ces
temps derniers et destinées à montrer les avantages de
la saphénectomie totale ?

Nous n'ignorons pas que les varices constituent une
véritable diathèse et qu'il ne pourra s'agir jamais d'une
cure radicale, comme pour la hernie, par exemple.

Launay le dit avec juste raison : « L'opéré devra, même
dans les cas les plus favorables, se considérer, non pas
comme guéri de ses varices, mais comme replacé à la pé-
riode de début de l'affection. »

Il faut, en effet, tenir compte de la persistance des
varices profondes, de la névrite et de la sclérose consé-
cutive à l'oblitération des vasa nervorum ; enfin, de la
possibilité de transformation variqueuse, par défaut de
qualité des tuniques, des canaux néoformés qui suppléent
les gros troncs réséqués.

Mais si on compare les résultats des traitements purement palliatifs et des résections partielles avec ceux
obtenus par la résection totale, la comparaison est tout à
l'avantage de ce dernier procédé.

A se placer à un point de vue théorique en effet, la saphénectomie totale est la seule capable de supprimer à la fois le reflux superficiel et la poussée profonde.

Elle permet, par une dissection soignée de toutes les collatérales variqueuses, d'enlever en une seule fois la presque totalité des varices existantes et de supprimer ainsi la cause primordiale de l'inflammation chronique, de la compression des filets satellites, et de l'érosion du derme, tous phénomènes qui préparent les troubles trophiques, les ulcérations et toutes les autres complications des varices.

D'ailleurs, les expériences cliniques renouvelées tous les jours concourent à démontrer que les interventions sur les veines autres que la résection totale, ne donnent pas de guérison durable, mais seulement des améliorations passagères, suivies de récidives fréquentes, comme l'a bien montré le professeur Jeannel.

a) LES ACCIDENTS sont relativement rares. L'anesthésie peut présenter des incidents, surtout quand le malade est porteur de quelque tare.

La mortalité ne doit pas exister comme conséquence de la saphénectomie.

On peut affirmer, comme pour la cure radicale de hernie, qu'elle doit être réduite à zéro.

Cependant, nous trouvons un cas de mort par syncope primaire dans un cas de Terrier et Alglave.

Dans la thèse de Truchet, le malade de la XXVII° observation succomba de pyohémie post-opératoire.

On pourrait craindre l'embolie au moment des premières manœuvres opératoires. C'est pour cela qu'on ne doit pas rouler la bande d'Esmark, et qu'il vaut mieux commencer par la ligature de la crosse de la saphène.

b) LES RÉSULTATS IMMÉDIATS se montrent de très bonne heure. La douleur disparaît presque aussitôt après l'ablation des paquets atteints de phlébite, l'inflammation périveineuse rétrocède rapidement, et on peut considérer la plaie opératoire comme un moyen de révulsion dont les effets peuvent être très marqués.

La réunion des lèvres de la plaie se fait par première intention. Quelquefois cependant, la cicatrisation est lente à se faire, et nous avons vu dans quelques cas des points de suture qui ont un peu suppuré.

C'est que la vitalité des tissus est très amoindrie par endroits, surtout au niveau d'un commencement d'ulcère ou dans les points dont l'anémie est tardivement compensée.

L'action immédiate sur l'ulcère est ordinairement très nette. On le voit peu de temps après l'intervention se combler de bourgeons charnus vivaces, et sa périphérie détergée et granuleuse présenter un liseré épidermique dont la progression centripète s'accentue tous les jours.

Il est bon, dans le cas d'un ulcère rebelle, de prolonger le séjour au lit jusqu'à cicatrisation complète.

Dans les ulcères de petites dimensions et de formation récente, la cicatrisation se fait assez rapidement.

Truchet, de Lyon (thèse de 1908), a calculé que, pour un malade bien traité, restant au repos et au lit jusqu'à cicatrisation complète, la fermeture se faisait dans un temps variant entre 15 jours et trois mois.

Si l'on prend la moyenne des observations qu'il a rapportées à ce sujet, on peut compter sur un laps de temps de 20 à 30 jours.

Il arrive quelquefois que la ligne d'incision, bien cicatrisée d'ailleurs, est soulevée sur une certaine étendue par un petit hématome dû probablement au suintement tardif d'une veinule.

Ces épanchements peuvent provoquer ultérieurement une chéloïde à leur niveau.

Parfois aussi, la suture se couvre de phlyctènes que certains auteurs attribuent aux modifications trophiques déterminées par le tiraillement des nerfs et des vaisseaux au moment de l'opération.

Dès que les malades se lèvent, ils sentent la jambe du côté opposé moins lourde.

Les douleurs, les crampes, les fourmillements ont disparu.

Pendant les premiers mois qui suivent l'intervention, on note (voyez nos deux observations) un œdème mou du bas de la jambe, œdème transitoire d'ailleurs, dont la durée varie avec la profession du sujet et les soins post-opératoires, et qui est probablement occasionné par une gêne de la circulation.

Il correspond par conséquent à la phase d'adaptation des tissus soumis à un nouveau régime circulatoire.

c) RÉSULTATS ÉLOIGNÉS. — De tout ce qui précède, nous pouvons conclure que l'intervention a considérablement soulagé le malade porteur de varices.

Reste à savoir si l'amélioration persistera longtemps.

L'étude des observations détaillées que nous avons exposées dans la deuxième partie de notre travail, nous permet de formuler quelques conclusions à cet égard.

Un des malades traités par M. Soubeyran, et que nous avons revu deux ans après, est resté parfaitement guéri. C'est un homme dont le travail est relativement pénible, qui est obligé de se tenir debout toute la journée, et qui, malgré ses 71 ans, vaque à ses occupations sans ressentir la moindre fatigue.

Il faut dire cependant que la jambe malade présente depuis l'intervention un léger œdème qui s'accentue le soir après le travail de la journée.

Les cas de ce genre sont légion.

Viannay en rapporte 7 opérés depuis trois ans, 10 opérés depuis deux ans, et 12 opérés depuis un an.

Tous sont guéris de leurs varices et de la complication qui avait nécessité l'intervention.

Ils ont tous repris leur profession (mineurs, terrassiers, garçons de café, etc.) qui chez tous, nécessite la station debout prolongée et des efforts considérables.

Chez tous, les troubles fonctionnels ont disparu ou se sont très atténués, et beaucoup d'entre eux, véritables infirmes avant l'intervention, sont revenus à la santé et à la vie active.

Nous pensons, en somme, d'après toutes ces observations, que les meilleurs résultats éloignés seront obtenus dans le cas de varices non compliquées et récentes.

La saphénectomie en réalise une cure quasi-radicale, et elle a, en outre, la valeur d'une opération préventive contre les désordres trophiques ultérieurs.

Si l'on a affaire à un ulcère récent, pas trop étendu, l'opération a une efficacité certaine.

Quand, au contraire, ces lésions sont anciennes, quand elles évoluent sur des tissus amoindris dans leur vitalité, il faut encore intervenir, car, même ici, une intervention qui dissèque les troncs vasculaires et qui fouille le tissu

cellulo-graisseux qui les entoure, est susceptible d'exer-
cer une action bienfaisante sur la trophicité des tissus, sur
les filets nerveux malades, et dont la fonction temporaire-
ment compromise semble à ce moment considérablement
accentuée.

————————

CONCLUSIONS

VALEUR DE L'INTERVENTION AU POINT DE VUE SOCIAL

I. On ne saurait penser a une cure radicale des varices, même dans le cas de saphénectomie interne et externe totale.

II. Il y a lieu de distinguer, dans l'affection variqueuse des membres inférieurs, d'une part : les varices généralisées, occupant les gros troncs d'origine et, d'une façon secondaire, tout le réseau profond intramusculaire et sous-aponévrotique ; d'autre part, les varices dans lesquelles les réseaux superficiels, et en particulier le territoire de la saphène interne sont particulièrement ectasiés.

Les premières sont peu accessibles à une intervention sanglante.

Les secondes, au contraire, peuvent être réséquées sur tout ou partie de leur trajet.

III. Les résections partielles, d'après les faits cliniques et les conditions anatomopathologiques sont, dans la majorité des cas, insuffisantes dans le traitement des varices superficielles généralisées.

IV. La saphénectomie totale représente, actuellement, grâce aux progrès de l'asepsie et de l'anesthésie, le traitement de choix des varices, soit simples, soit compliquées.

V. C'est une opération dont la technique est peu compliquée. Si l'on suit strictement les règles de l'asepsie, elle ne doit pas donner de mortalité ni provoquer d'accidents.

VI. Les résultats immédiats et éloignés de la cure radicale des varices par la résection totale sont dans la majorité des cas très satisfaisants.

Les complications multiples de la phlébectasie disparaissent, quelquefois complètement. Presque toujours les ulcères rétrocèdent et les troubles trophiques sont amendés d'une façon notable. Les malades soulagés n'éprouvent ni douleur, ni gêne fonctionnelle, et reprennent à brève échéance leurs occupations interrompues.

VII. C'est, à ce point de vue, un résultat heureux, car les varices diminuent chez certains sujets la capacité fonctionnelle et constituent une véritable infirmité.

Grâce à la saphénectomie totale pratiquée chez un adulte vigoureux et exempt de tare, le chirurgien peut faire retrouver, pour un temps parfois très long, sa capacité fonctionnelle à l'ouvrier et à l'artisan.

C'est une intervention qui a donc une portée sociale considérable, et il faut souhaiter que, dans un avenir prochain, la majorité des travailleurs variqueux trouve dans la saphénectomie totale un soulagement et une ressource.

BIBLIOGRAPHIE

ALGLAVE. — Presse Médicale du 12 juin 1909.

ALGLAVE et TERRIER. — Revue de Chirurgie, 10 janvier 1906.

— Presse médicale, 12 juin 1909.

— Presse médicale, 18 mars 1911.

— Presse médicale, 29 avril 1911.

ARCHAMBEAUD. — Thèse de Paris, 1891.

ACCINELLI. — Della cura ch. d. var., Morgagni, 1904.

AMAT. — La pathogénie des varices. Gazette de Paris, 1895.

ANNANDALE. — British med. jour., 21 juin 1879.

BARDELEBEN. — Deutsch. Med. Wochenschr., 1893, n° 34.

BARNES. — British Med. Jour., 13 novembre 1875.

BENNET. — Lancet Jour., 1889.

BÉRARD. — Gazette médicale de Paris, 1842.

BEURNIER. — Les varices. Bibliothèque Charcot-Debove.

BORDIER. — Journal des praticiens, 2 avril 1898.

— Congrès de chirurgie du 1er au 6 octobre 1906.

BONNET. — Archives de médecine, 1839.

BOURCERET. — C. R. Académie des sciences, 1835.

BRIQUET. — Thèse de Paris, 1824.

BROCA. — Thèse de Paris, 1886.

BUHL. — Thèse de Berlin, 1806.

CERNÉ. — Cure radicale des varices. Bulletin et mémoires de la Société de chirurgie de Paris, t. XVII, 698.

CASTAN. — De la résection totale de la saphène interne dans les varices superficielles du membre inférieur. Lyon, thèse, 1907, 108.

CANAGUIER. — La chirurgie des varices du membre inférieur. Bordeaux, thèse, 1908, 5.

CAZALAS — Contribution à l'étude des varices de la saphène interne au niveau de son embouchure. Thèse de Paris, 1894.

CHARPY et POIRIER. — Traité d'anatomie humaine, tome II, 1898.

CHARRADE. — De la ligature et de la résection de la saphène interne dans le traitement des varices. Thèse de Paris, 1892, 8.

CORDEBART. — Traitement des varices et ulcères variqueux par la ligature et la résection de la saphène interne. Thèse de Paris, 1893, 219.

CORNIL. — Anatomie pathologique des veines variqueuses. Archives de physiologie, 1872.

CAILLETON. — Des différentes interventions chirurgicales dans le traitement des ulcères variqueux. Paris, Thèse, 1901, 335.

COUDERC. — L'opération de Trendelenburg. Thèse de Paris, 1898.

CHRÉTIEN. — Dictionnaire encyclopédique (article saphènes).

DAVAT. — Thèse de Paris, 1833.

DEHAINE. — Thèse de Paris, 1897.

DELBET. — Semaine médicale, 13 octobre 1897.

— Leçons de clinique chirurgicale, 1899.

DELBET et LE DENTU. — Nouveau traité de chirurgie, tome 12 (Les Varices).

DELORE. — Revue de chirurgie, 1894, page 918.

— Congrès de chirurgie, 1894, page 420.

DESGRANGES. — Mémoires de la Société de chirurgie, tome IV, page 354.

DUNN. — On the treatment of varicose veine by abscission. St-Barthol. Hosp. Report KV, 1879.

DONAT. — Thèse de Paris, 1833.

DAUDOIS. — Revue médicale de Louvain, 1905.

EPSTEIN. — Ueber die structur normale und ectatischer venen virchow's arch. Bd., 108, page 103 et 239, 1887.

ESTIENNY. — Thèse de Toulouse, 1892.

EVERARD HOME. — Pratical observation of treat. of ulcers of the leg, 1797.

FAISST. — Beiträge zür klin. chir. bd., XIV.

FOLLIN. — Pathologie externe, VII, 1869.

FRANKS. — Dublin Journal of med., 1886.

FRANZ. — Deut. Zeit. f. chir. XLVII, page 295

FRIEDREICH. — Morphol. Jahrb. Bd. VII, 1882.

FRY. — Cure of varices by incision. Brit. M. Journal, septembre 1885.

GEORGEWITCH. — Thèse de Paris, 1895.

GUÉRITEAU. — Thèse de Paris, 1898.

GARY. — Thèse de Montpellier, 1893.

GUIBÉ. — Presse médicale, 1906. (De la résection totale des saphènes variqueuses.)

GOULD. — Lancet, 1899.

GUIBAL. — De la dilatation ampullaire des veines. Revue de chirurgie, 1903.

GROSMAIRE. — Thèse de Montpellier, 1899.

HAMON. — Thèse de Montpellier, 1910.

HOLTZMANN. — Incisions cut. longitudinales. Inaug. Diss. Strasbourg, 1898.

HOME EVERARD. — (Cité plus haut).

HOUGÉ. — Thèse de Paris, 1854.

HOUZÉ DE L'AULNOIT. — Recherches sur les valvules des veines. Thèse de Paris, 1854.

HOWSE. — Guy's Hopital, report XXII, 1877.

HUGHES. — Etiology of varicose veins. Brit. med. Jour., 1887.

JEANNEL — Des résultats éloignés des opérations sanglantes dans le traitement des varices. Congrès de l'Association française de chirurgie. Paris, 5-8 octobre 1910.

KIRCHENBERGER. — Centralblatt für chirurgie, 1893.

KAISER. — Thèse d'Iéna, 1903.

KLOTZ KARL. — Archiv. für anatomie und physiologie, 1887.

LAFAYE. — Thèse de Paris, 1875.

LANGSDORFF. — Traitement des ulcères chroniques de la jambe. Centr. f. chir., 20 novembre 1897.

LANDŒRER. — Arch. f. Klin. chir., 1891.

LE BRUN. — Sur la cure radicale des varices. Jour. méd. de Bruxelles, 1885.

LE DENTU. — Circulation veineuse du pied et de la jambe. Thèse de Paris, 1867.

LEJARS. — Les veines de la plante du pied. Arch. de physiol. 1890.

Lyon Médical. — Société des sciences médicales de Lyon. 1910, 12, I.

MADELUNG. — Centralblatt f. chirurgie, 1884, page 33.

MARINESCO. — Thèse de Paris, 1894.

MERIEUX. — Thèse de Paris, 1896.

Montaz. — Dauphiné médical, Grenoble, 1890, XIV, 145-158.

Moreau. — Presse médicale belge, 1910, tome XII, 92.

Magnier. — Thèse de Lyon, 1910.

Patel. — Lyon Médical, 1908.

Quénu. — Etude sur la pathogénie des ulcères variqueux. Revue de chirurgie. 1877.

— Revue de chirurgie et Congrès de chirurgie, 1882.

— Gazette des Hôpitaux, 30 avril 1892.

— Bulletin de la Société de chirurgie, 1888, page 119 ; 1892, page 457 ; 1895, page 152.

— Traité de chirurgie (Duplay et Reclus), 1890 (article Varices).

Rémy. — Traitement des varices et des ulcères variqueux. Gazette des Hôpitaux, 1892, page 497.

— Congrès de chirurgie de Paris, 1892.

— Bulletin général de thérapeutique, tome CXXXIII, 1895, page 27.

— Congrès de chirurgie de Paris, 1898.

— Traité des varices du membre inférieur et de leur traitement chirurgical (édité chez Vigot, Paris).

Ricard. — De la cure radicale des varices. Gazette des Hôpitaux, 1890.

— Traité de thérapeutique appliquée (article varices), 1897.

Riou. — Thèse de Paris, 1909.

Rigaud. — Bulletin de la société de chirurgie, 28 mai 1875.

— Gazette des Hôpitaux, 1863.

Rima (de Venise). — Gazetti Medicale, 1837, page 437.

Riolacci. — Loire médicale, 15 juillet 1898.

Robin. — Contribution au traitement chirurgical des varices. Thèse de Paris, 1896.

Robineau. — Thèse de Paris, 1898.

Scheede. — Berlin. Klin. Wochens., 1877.

— Congrès de chirurgie de Berlin, 1884.

Schwartz. — Traitement chirurgical des varices.

— Dictionnaire de chirurgie et de médecine pratique (article Varices), 1885.

— Traité de chirurgie publié sous la direction de Le Dentu et Delbet (article Varices), t. IV, 1897.

— Phlébite variqueuse. Presse médicale, 1er février 1896.

— Traitement des varices par l'excision veineuse avec ablation de grands lambeaux cutanés. Presse médicale, septembre 1898.

— Du traitement des varices. Revue clinique et thérapeutique. Journal des praticiens, 1888, page 65 ; 1893, page 337 ; 1899.

— Bulletin de la Société de chirurgie, 1888.

— Congrès de chirurgie de Paris, 1898.

Segond. — Centralblatt. f. Chir., 1895, p. 759.

Sejournet. — Thèse de Paris, 1877.

Soldani. — Riforma med., 1894.

Steele. — The Brit. med. journ. 1875, page 30.

Tirazza. — Riforma medica, 30 octobre 1897.

Tobold. — Thèse de Bonn, 1889.

Terrillon. — Bulletin de thérapeutique. Veines profondes et coup de fouet.

Truchet. — De la saphénectomie. Thèse de Lyon, 1908.

Trendelenburg. — Ueber die Unterbindung der vena, sa phena magna bei Unterschenkelvaricen Beiträge zur klin. Chir. Bd. VIII, 1890.

Verneuil. — Des varices et de leur traitement. Thèse de Paris, 1853.

— Revue de thérapeutique médico-chirurgicale, 1854.

VERNEUIL. — Du siège réel et primitif des varices. Gazette
médicale de Paris, 1855.

— Gazette hebdomadaire, 1861, page 429-449.

— Archives générales de médecine, 1877.

VIANNAY et BRESSARD. — Saphénectomie pour phlébite variqueuse. Loire médicale, octobre 1907.

VIANNAY. — Statistique personnelle de 58 cas de résection
totale. Loire médicale. 15 décembre 1910.

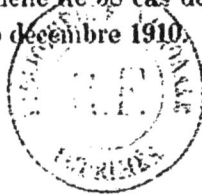

SERMENT

En présence des Maîtres de cette École, de mes chers con-
disciples, et devant l'effigie d'Hippocrate, je promets et je jure,
au nom de l'Être suprême, d'être fidèle aux lois de l'honneur
et de la probité dans l'exercice de la Médecine. Je donnerai
mes soins gratuits à l'indigent, et n'exigerai jamais un salaire
au-dessus de mon travail. Admis dans l'intérieur des maisons,
mes yeux ne verront pas ce qui s'y passe ; ma langue taira les
secrets qui me seront confiés, et mon état ne servira pas à
corrompre les mœurs ni à favoriser le crime. Respectueux et
reconnaissant envers mes Maîtres, je rendrai à leurs enfants
l'instruction que j'ai reçue de leurs pères.

Que les hommes m'accordent leur estime si je suis fidèle
à mes promesses ! Que je sois couvert d'opprobre et mé-
prisé de mes confrères si j'y manque !

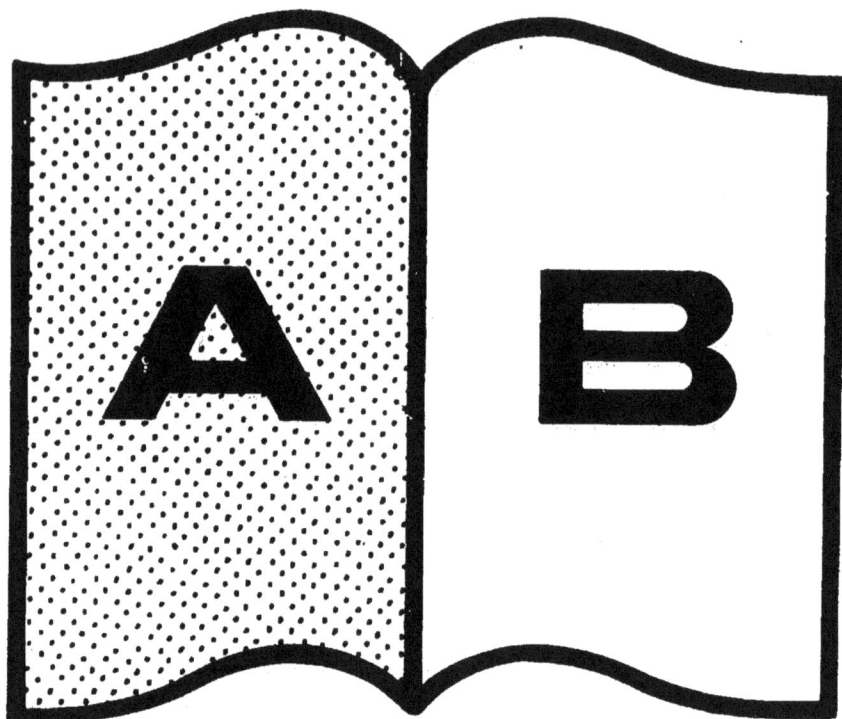

Contraste insuffisant

NF Z 43-120-14

www.ingramcontent.com/pod-product-compliance
Lightning Source LLC
Chambersburg PA
CBHW070806210326
41520CB00011B/1858